新型冠状病毒

青少年防护知识手册

许岸高　邹雄彬 ◎ 主编

中医古籍出版社
Publishing House of Ancient Chinese Medical Books

图书在版编目（CIP）数据

新型冠状病毒青少年防护知识手册 / 许岸高，邹雄彬主编 . —北京：中医古籍出版社，2020.3

ISBN 978-7-5152-2125-0

Ⅰ . ①新… Ⅱ . ①许… ②邹… Ⅲ . ①日冕形病毒 – 病毒病 – 肺炎 – 预防（卫生）– 青少年读物 Ⅳ . ① R563.101-49

中国版本图书馆 CIP 数据核字（2020）第 053617 号

新型冠状病毒青少年防护知识手册

许岸高　邹雄彬　主编

责任编辑　王益军

出版发行　中医古籍出版社

社　　址　北京东直门内南小街 16 号（100700）

经　　销　全国各地新华书店

印　　刷　深圳市精彩印联合印务有限公司

开　　本　710 毫米 ×1000 毫米　1/32

印　　张　3

字　　数　50 千字

版　　次　2020 年 3 月第 1 版　　2020 年 3 月第 1 次印刷

书　　号　ISBN 978-7-5152-2125-0

定　　价　18.50 元

本书编委会

主　编｜许岸高　邹雄彬

编　委｜陈文滨　赖崇金　施鹏程

翁　雯　代莹莹　钟小敏

邓丽琼　高　怡　张雪婷

前言

2020年新年伊始，湖北省武汉市等多个地区发生了新型冠状病毒（SARS-CoV-2）感染的肺炎疫情，随即，全国各地都受到疫情无情的突袭，一场没有硝烟的战争打响，全国上下及国际社会迅速投身到战“疫”当中。

新型冠状病毒肺炎是一个全新的疾病，公众对它的了解并不多，对新型冠状病毒的防护意识和能力不高，特别是青少年，面对疫情和泛滥的各类信息，有的恐慌失措，有的却不以为意。普及防护知识，提高公众防护意识和能力，是打赢这场疫情阻击战的重要保障之一。为了加强疫情防护健康教育，我们组织力量对疫情防护信息和知识进行了梳理，形成了《新型冠状病毒青少年防护知识手册》。

本书聚焦广大青少年在面对疫情时可能产生的疑问，采用一问一答的形式，分为“入侵者‘新冠’怪”“防护阻击战”“场所保卫战”“心理支持战”四个部分共 100 问。本书简单明了地宣传了科学准确的防护科普知识，深入浅出地诠释了病毒常识、防护措施、认识误区、心理健康等方方面面的内容，引领青少年正确认识此次疫情，扫清因不明真相而产生的不必要恐慌和错误解读，并采取积极的防护措施。

随着对新型冠状病毒研究的深入和疫情形势的变化，相关信息和措施可能会更新，请各位读者在以本书为参考的同时，及时关注权威机构发布的最新消息。由于时间紧迫，本书难免存在不足之处，请予指正。

本书编委会

2020 年 2 月

目录

入侵者“新冠”怪

防护阻击战

场所保卫战

心理支持战

入侵者“新冠”怪

1 什么是冠状病毒？

冠状病毒是在自然界广泛存在的一个大型病毒家族，在电子显微镜下，它们呈球形，表面有很多突起，就像皇冠一样，它们主要会引起呼吸系统疾病。除感染人类以外，冠状病毒还可感染猪、牛、猫、狗、貂、骆驼、蝙蝠、老鼠、刺猬等多种哺乳动物及鸟类。

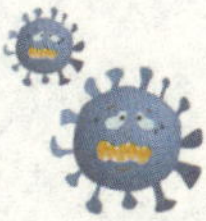

2 什么是新型冠状病毒？

2019 年 12 月，我国湖北省武汉市发现多起不明原因的病毒性肺炎病例，此后该疾病迅速蔓延全国各地。后来发现，这种肺炎是由一种新型的冠状病毒引起的，2020 年 2 月 11 日，国际病毒分类委员会将该病毒命名为 SARS-CoV-2。

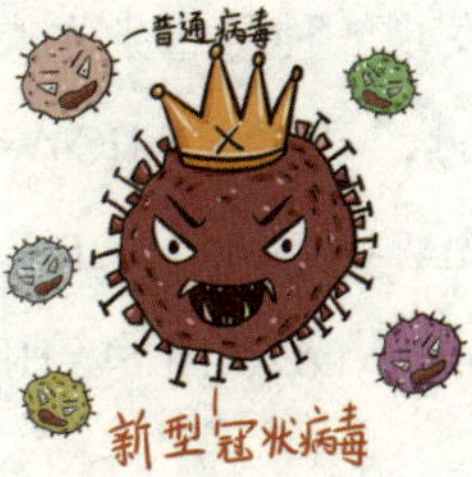

3 哪些野生动物会携带冠状病毒？

很多野生动物都可能携带病原体，进而成为传播源，如穿山甲、果子狸、蝙蝠、竹鼠、獾等是冠状病毒的常见宿主。这次新型冠状病毒的自然宿主可能是蝙蝠，中间媒介是什么目前还不清楚。

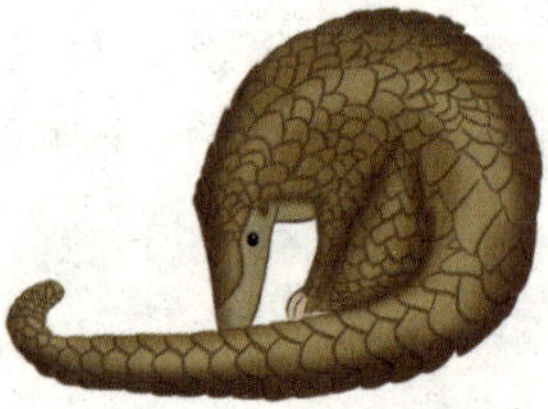

4 哪些冠状病毒能感染人类？

迄今为止，除了此次的新型冠状病毒（SARS-CoV-2）外，共发现6种可感染人类的冠状病毒，分别是HCoV-229E、HCoV-OC43、SARS-CoV、HCoV-NL63、HCoV-HKU1和MERS-CoV。

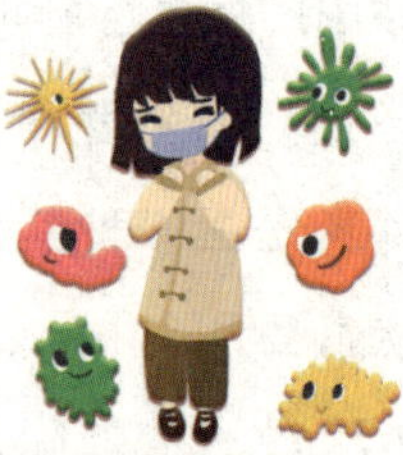

5 新型冠状病毒是怎么样从野生动物传到人身上的?

这次新型冠状病毒的自然宿主很可能是蝙蝠，其他野生动物为中间宿主，最后，当人与这些野生动物接触，或者食用这些野生动物后，病毒就传到人的身上，成了传染者。

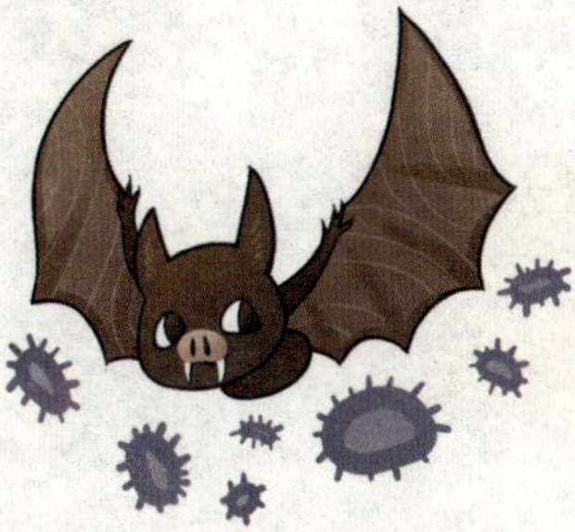

6 新型冠状病毒与 SARS 病毒、MERS 病毒有什么关系?

新型冠状病毒与 SARS 病毒、MERS 病毒是同属于冠状病毒大家族里的“兄弟姐妹”，它们分属于不同的亚群分支，病毒基因序列有差异。

7 新型冠状病毒会人传人吗？

会！目前所见的传染源主要是被新型冠状病毒感染的患者。

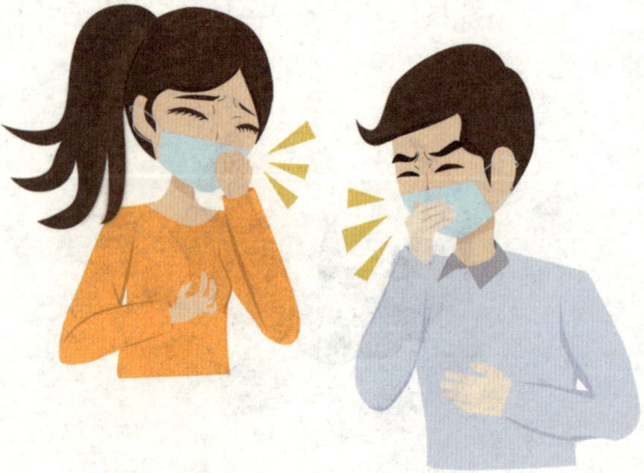

8 新型冠状病毒的传播途径有哪些？

经呼吸道飞沫和密切接触传播是主要的传播途径。在相对封闭的环境中，长时间暴露于高浓度气溶胶的情况下存在经气溶胶传播的可能。

9 什么是飞沫传播?

飞沫传播是新型冠状病毒的主要传播途径，指在携带者咳嗽、打喷嚏，医院人员对患者进行医疗操作时，形成带有病原体的飞沫，使易感者吸入被传染。一般情况下，飞沫的传播距离在1米左右，不会在空气中长时间悬浮。

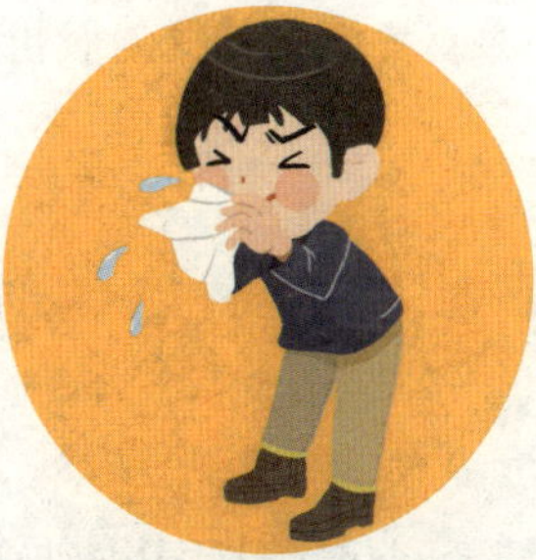

10 什么是接触传播?

接触传播是指病毒从传染源直接传播至易感者适合的侵入部位，如手部，或以间接接触被污染物品（如门把手、电梯按键等）造成的传播。

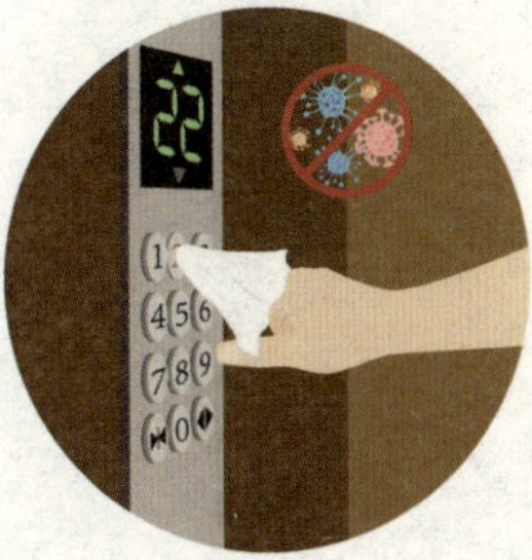

11 什么是气溶胶传播?

气溶胶传播是指悬浮在空气中的固体或液体微粒，在通风不好、相对密闭的环境下形成的含有病毒或者细菌的气溶胶可能传播新型冠状病毒。

12 什么是粪口传播?

粪口传播是指细菌、病毒、寄生虫（卵）通过患者的大便排出体外污染了环境（如水源），感染者排便污染后没有洗手又触摸了公共物品，然后又通过另一人已经污染的手或者食物入口导致感染。

13 新型冠状病毒的传播强度怎么样？

新型冠状病毒具有一定的传播强度，如果不采取防护措施，理论上1名患者可以将病毒传播给2～3个人，甚至更多的人。

14 有针对新型冠状病毒的疫苗吗？

新型冠状病毒是一种新发现的病毒，现在还没有可用疫苗，开发一种新型疫苗可能需要几年时间。

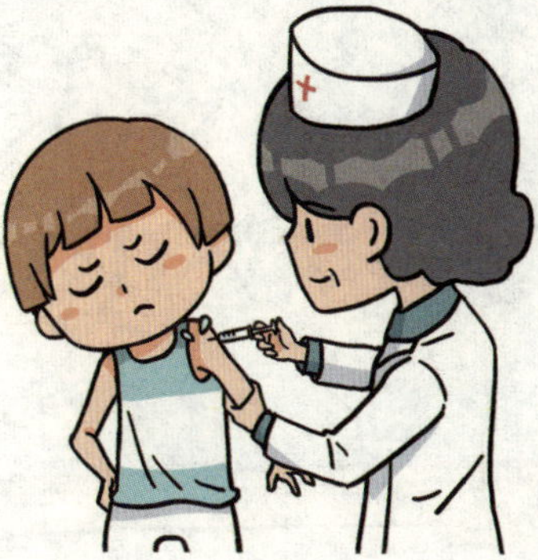

15 有药物可以预防新型冠状病毒感染吗?

暂时没有。对于病毒性疾病，除少数疾病如流感外，通常无特效药。

16 感染新型冠状病毒能治疗吗?

新型冠状病毒可治，已有众多患者积极配合医生治疗，战胜病毒，痊愈出院。

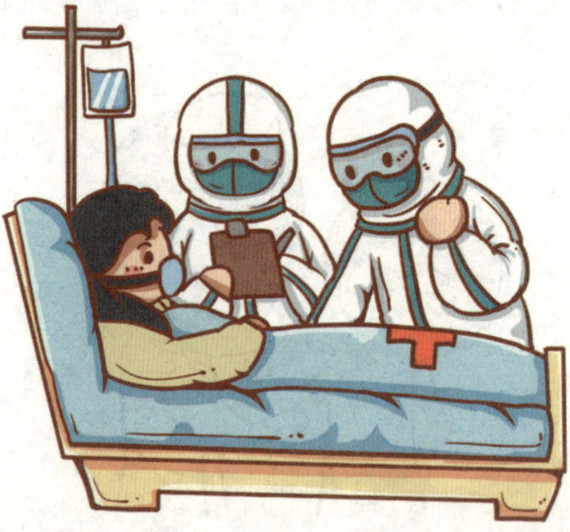

17 新型冠状病毒肺炎的潜伏期有多长?

新型冠状病毒肺炎的潜伏期为1~14天，多为3~7天，极少数为24天，所以我们需要对密切接触者观察14天。过了14天，如果没有发病，才可以判定未被感染。

18 新型冠状病毒在潜伏期有传染性吗?

根据已知病例的观察来看，新型冠状病毒在潜伏期具有传染性。

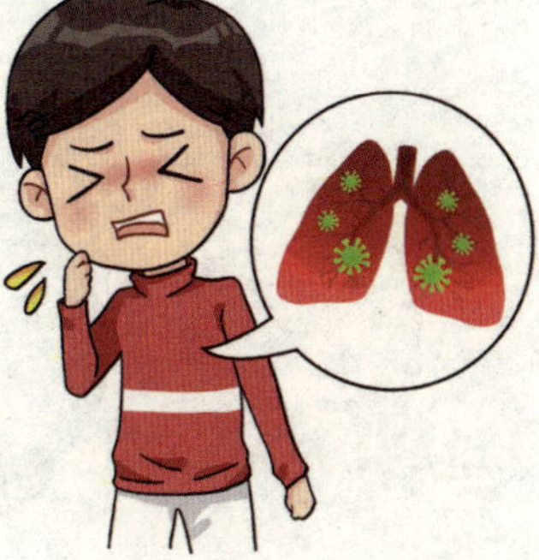

19 新型冠状病毒离开人体能存活多久？

新型冠状病毒需要在体液环境中才能存活，在不同温度和湿度环境中，它存活的时间不一样，一般仅有 24 小时左右。在室温 25℃左右时，病毒很快就会丧失传染性。但在冬季，病毒在体外存活的时间会更长。

20 感染新型冠状病毒一定会得肺炎吗？

不一定，有无症状感染者。

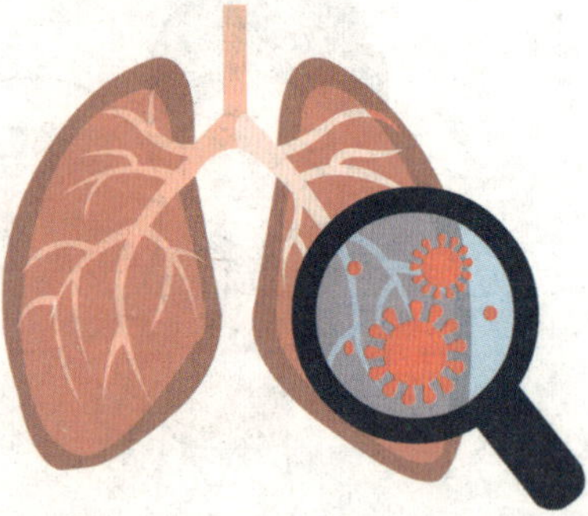

21 感染新型冠状病毒后会有什么症状?

以发热、干咳、乏力为主要表现，少数患者伴有鼻塞、流涕、咽痛、肌痛和腹泻等症状。轻型患者仅表现为低热、轻微乏力等，无肺炎表现。重症患者多在发病一周后出现呼吸困难和/或低氧血症，严重者可快速进展为急性呼吸窘迫综合征、脓毒症休克和多器官衰竭等。

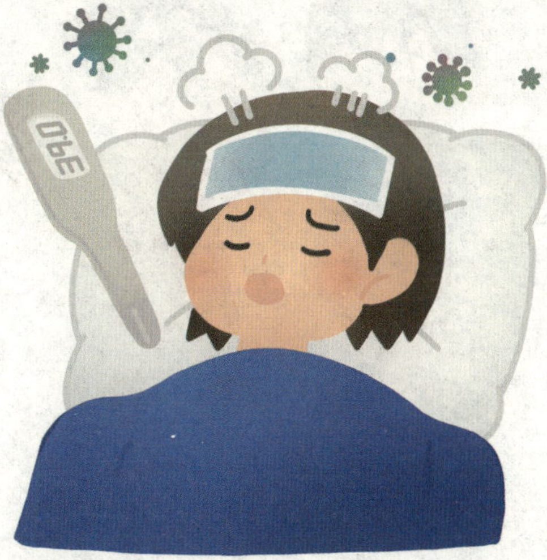

22 无症状感染者也会传播新冠肺炎吗？

可能会，但无症状感染者传播力较弱，即便如此，仍须及时防控。

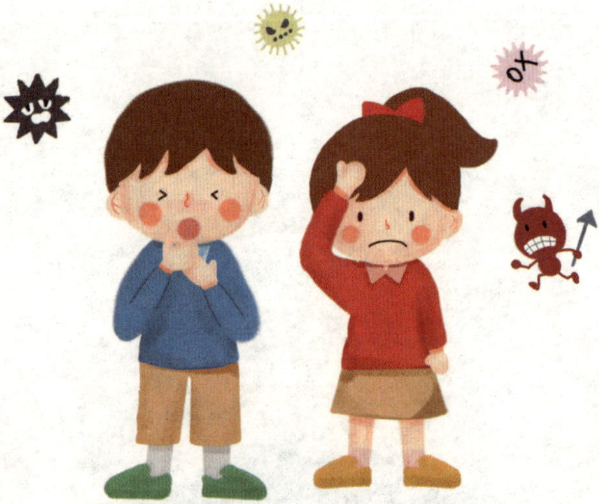

23 新型冠状病毒感染引起的症状与 SARS、流感、普通感冒有何区别?

新型冠状病毒感染以发烧、乏力、干咳为主要表现，并会出现肺炎。新型冠状病毒感染引起的重症病例症状与 SARS 类似。流感的临床表现为高烧、咳嗽、喉咙痛及肌肉疼痛等，有时也可引起肺炎，但是并不常见。普通感冒的症状为鼻塞、流鼻涕等，多数患者症状较轻，一般不会引起肺炎。

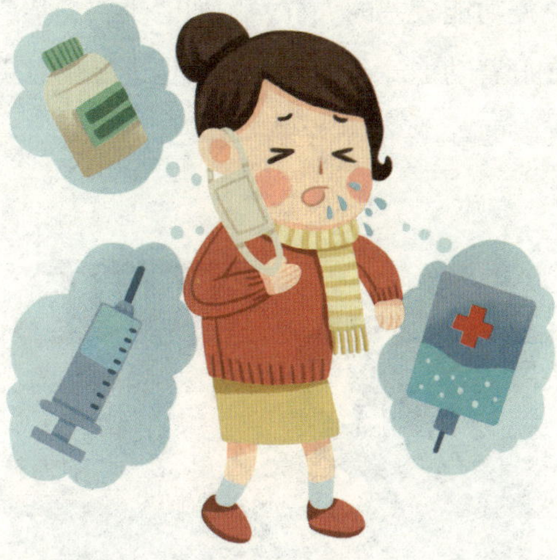

24 哪类人群容易感染新型冠状病毒?

人群普遍易感。人群对新型冠状病毒普遍缺乏免疫力，是否容易感染主要取决于接触机会。

25 哪类人群感染新型冠状病毒后容易出现重症?

免疫功能较差的人群，例如老年人、孕产妇，或存在肝肾功能障碍的人群，病情进展相对更快，严重程度更高。

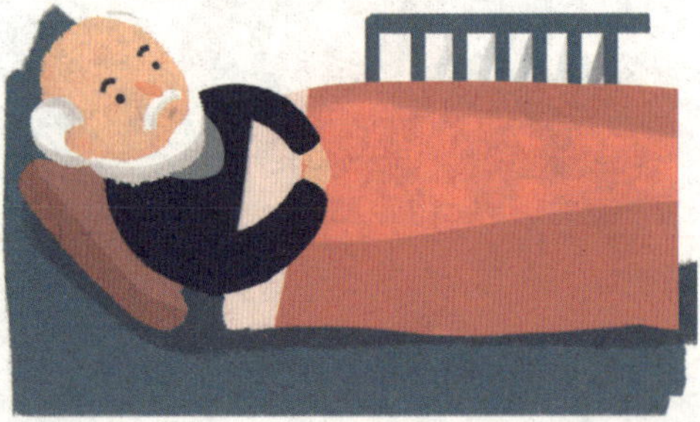

26 宠物会传播新型冠状病毒吗？

目前，没有证据显示狗、猫等宠物会感染新型冠状病毒。然而，与宠物接触后，用肥皂或洗手液洗手可以减少其他常见病菌在宠物和人类之间的传播。大家要爱惜宠物，不要随意遗弃。

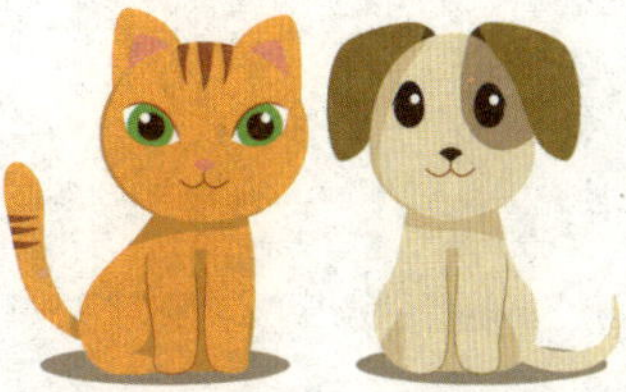

27 候鸟迁徙会携带传播新型冠状病毒吗？

相比于哺乳动物，鱼类、鸟类和爬行类成为新型冠状病毒中间宿主的可能性非常小。此外，目前无证据表明苍蝇、蟑螂、老鼠会传播新型冠状病毒。

28 新型冠状病毒怕什么？

新型冠状病毒怕热，在 56℃下 30 分钟就会被杀死，它还对紫外线敏感。此外，含氯消毒剂、酒精、碘类、过氧化物类等多种消毒剂也可有效杀灭新型冠状病毒。

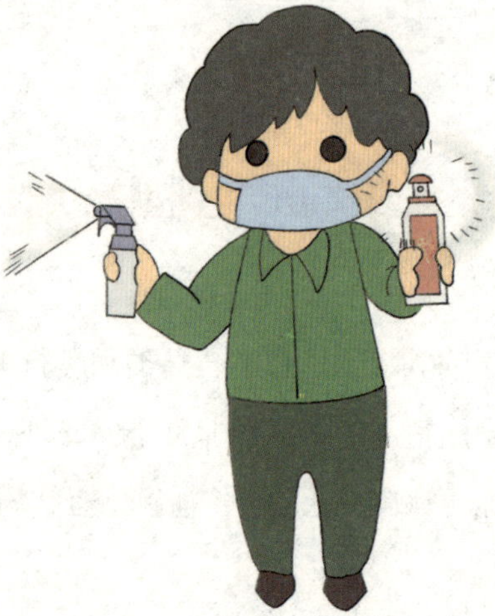

防护阻击战

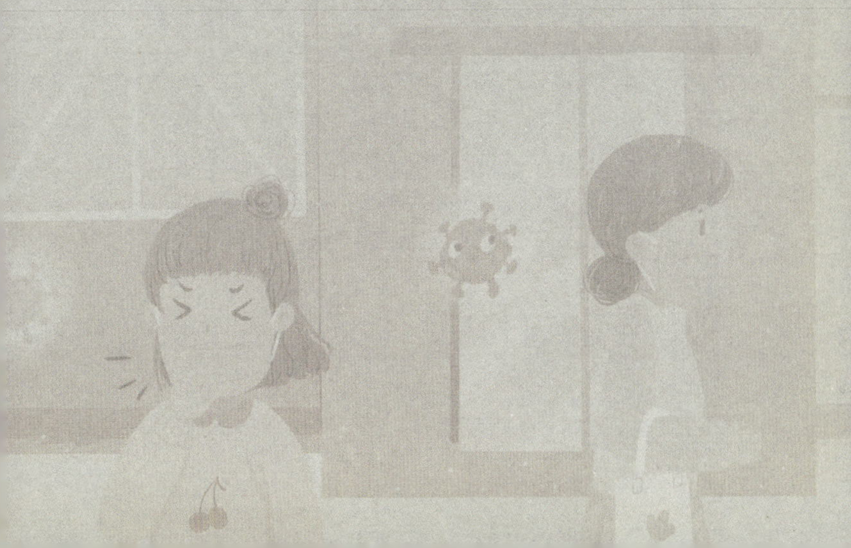

29 什么是可疑暴露者?

指暴露于新型冠状病毒核酸检测阳性的野生动物、物品和环境，且暴露时未采取有效防护的加工、售卖、搬运、配送或管理等人员。

30 什么是密切接触者?

密切接触者是指跟患者（疑似或确诊病例）有过近距离接触（如与患者乘坐同一交通工具、共享一间课室、在同一所房屋中生活），但又未做任何防护措施（如戴口罩等）的人。

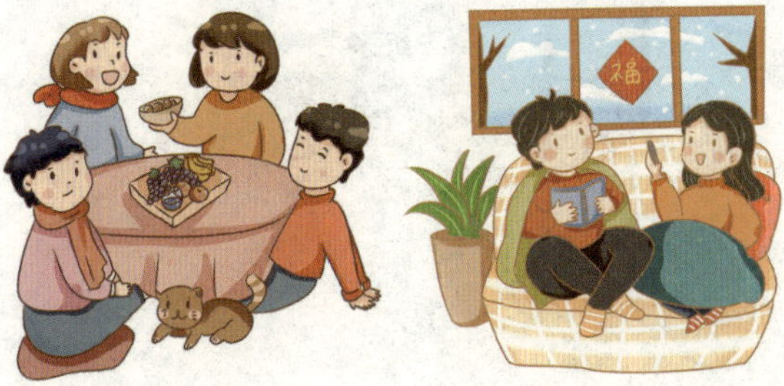

31 如果我是一位密切接触者怎么办?

密切接触者需要按照卫生健康部门的指引进行居家医学隔离观察或者集中医学观察，不要随便外出，做好自我身体状况观察。如果出现发烧、咳嗽等异常临床表现，应尽早向医生求诊。

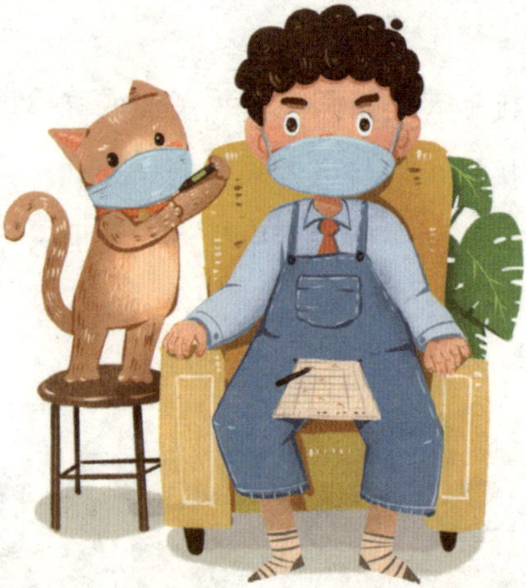

32 身边有疑似感染人员怎么办？

首先请冷静下来，想想自己或家人是否曾和他/她有过接触，如果有，请进行自我隔离；如果没有，但身边的其他人与其有过接触，可以明确地告诉他/她，最近（最少 14 天）不要有任何来往。注意，态度要良好，要尊重和鼓励对方。此外，请向社区或有关单位通报，以采取防疫措施。

33 身边有感染者怎么办？

将病人与家中其他人隔离开来，至少保持 1 米距离，病人居住空间应保持空气流通；要正确选择和使用口罩（照料病人时应用口罩遮掩住嘴、鼻），与病人接触后应用肥皂或洗手液彻底洗净双手。

34 如果我是治愈的患者，还会被感染吗？

冠状病毒容易变异，我们很难形成持续性免疫力。但治愈患者自身产生了抗体，能够抵御新型冠状病毒的感染。这种抗体虽然不是终身的，但在半年或更长时间再次感染这种新型冠状病毒的可能性很小。

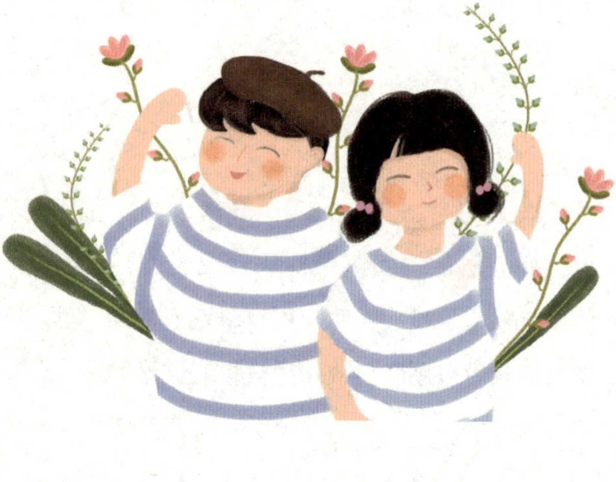

35 预防新型冠状病毒感染的个人防护装备有哪些？

对于新型冠状病毒感染要做好接触感染和呼吸道感染途径的隔离防护措施。针对性地开展个人防护，科学、规范地使用个人防护装备。个人防护装备是指用于保护人员避免接触感染性因子的各种屏障用品，包括口罩、手套、护目镜、防护面罩、防水围裙、隔离衣、防护服等，针对新型冠状病毒最有效的呼吸防护措施是正确佩戴口罩。

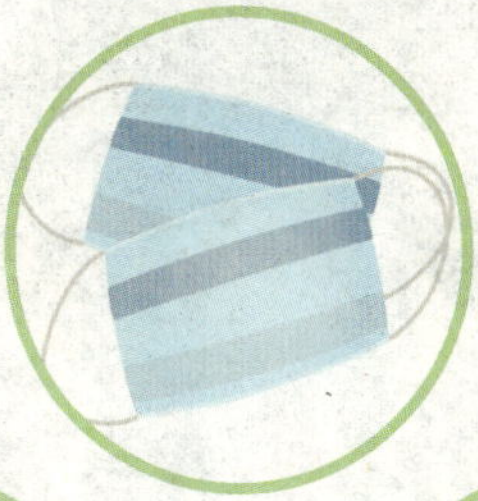

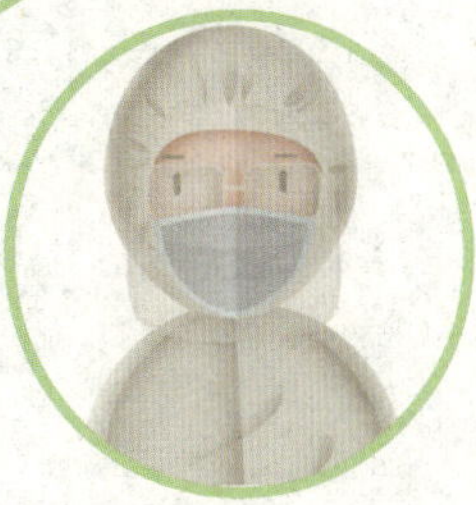

36 新型冠状病毒体积很小，戴口罩能挡住吗？

口罩的作用是阻挡病毒传播的载体，而非直接挡住病毒。常见的呼吸道病毒的传播方式包括两种：近距离的密切接触和远距离的气溶胶传播。所谓的“气溶胶”，一般我们能接触到的就是患者的飞沫。正确佩戴医用口罩，可以有效地挡住飞沫，也就能阻断病毒直接进入体内。

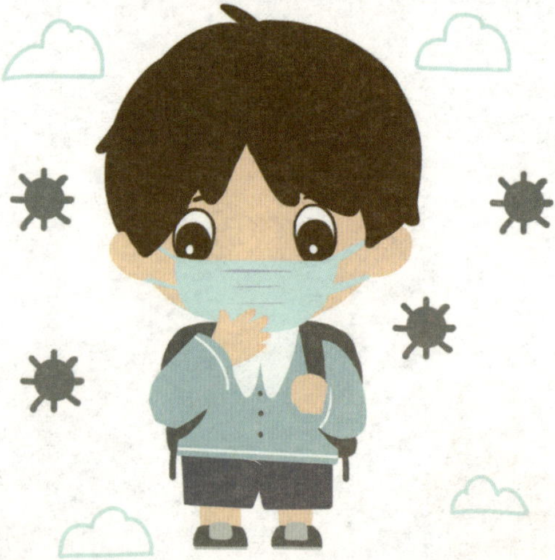

37 防护新型冠状病毒时为什么要戴口罩，怎样选择口罩？

新型冠状病毒的主要传播途径是经呼吸道飞沫传播，戴口罩是阻断呼吸道飞沫传播的有效手段。目前市面上能看到的口罩主要有医用防护口罩（例如N95口罩）、医用外科口罩和普通级别的一次性使用医用口罩。此外，还有棉纱口罩、活性炭口罩、海绵口罩等非医用口罩。

非医用口罩具有一定防护效果，也有降低咳嗽、打喷嚏和说话等产生的飞沫播散的作用，可视情况选用。疫情期间，日常防护选择医用外科口罩就好。N95口罩的防病效果更好，但透气性差，呼吸阻力较大，不适合长时间佩戴。

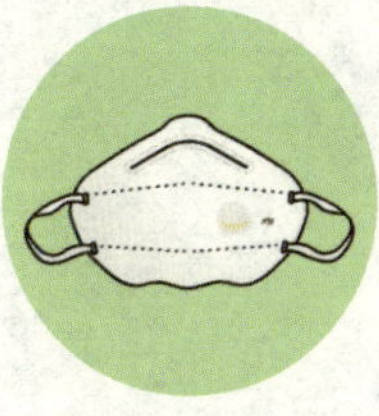

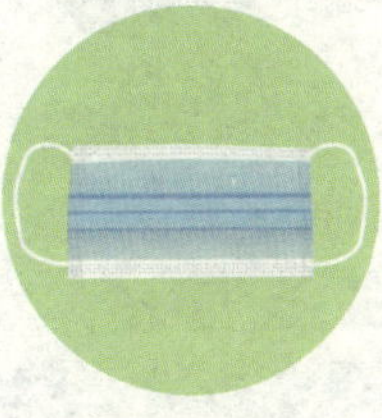

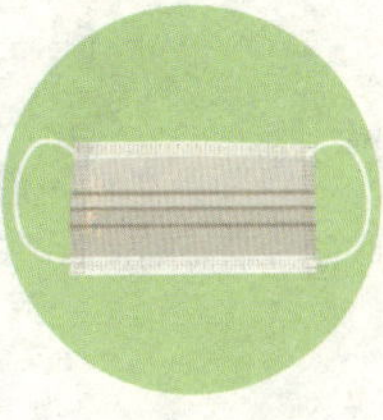

38 什么情况下需要戴口罩?

（1）有咳嗽、发热等呼吸道疾病症状的人，戴口罩可以减少病毒的播散，因此与人近距离接触、外出时须佩戴口罩。

（2）没有呼吸道疾病症状的人，在去医院、商场、车站等人员聚集的公共场所及乘坐公共交通工具时须佩戴口罩。

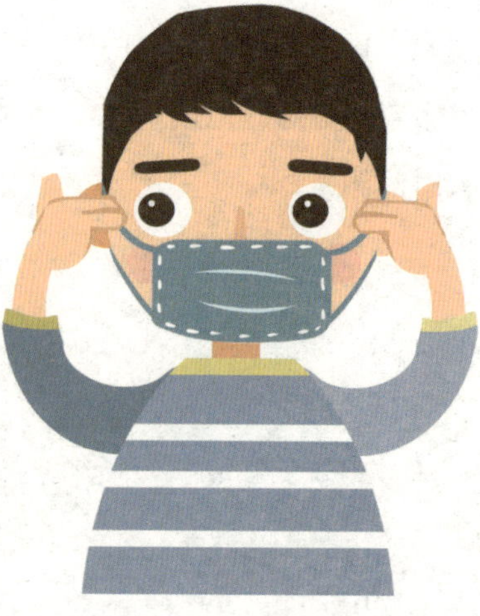

39 怎样正确佩戴口罩?

（1）戴口罩前应洗手，或者在戴口罩过程中避免手接触到口罩内面，以降低口罩被污染的可能。要分清楚口罩的内外、上下，浅色面为内面，内面应该贴着口、鼻，深色面朝外，有金属条（鼻夹）的一端是口罩的上方。

（2）戴口罩时，要将嘴、鼻、下巴完全包住，然后压紧鼻夹，使口罩与面部完全贴合。

（3）戴完口罩后，要进行气密性检查：双手捂住口罩呼吸，若感觉有气体从鼻夹处泄露，应重新调整鼻夹；若感觉气体从口罩两侧漏出，须进一步调整耳带位置；若不能密合，则需要更换口罩型号。

（4）口罩要定期更换，不可内外面反戴，更不能两面轮流佩戴。

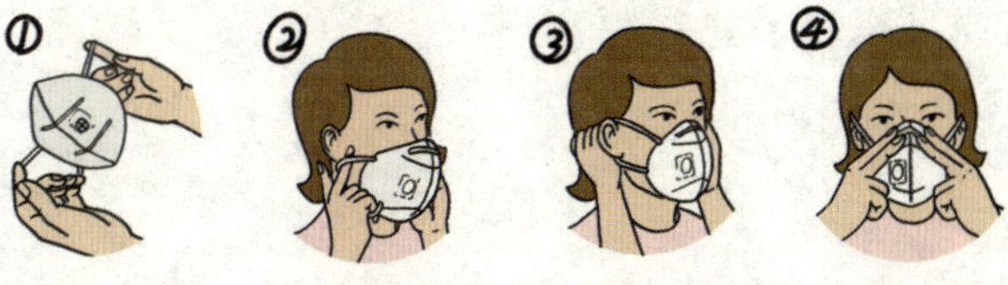

40 戴多层口罩能更好地预防新型冠状病毒吗?

不能！戴多层口罩会导致空气无法从正面进入鼻腔，只能从侧面进入，反而起不到防护效果，而且会使人喘不过气来。

41 什么情况下需要更换口罩?

疫情期间，在保障公共健康的前提下，可适当延长口罩使用时间和次数。但在以下情况下应及时更换：口罩脏污、变形、破损或损坏、有异味，无法与面部密合，曾在隔离病房或与病患接触等。

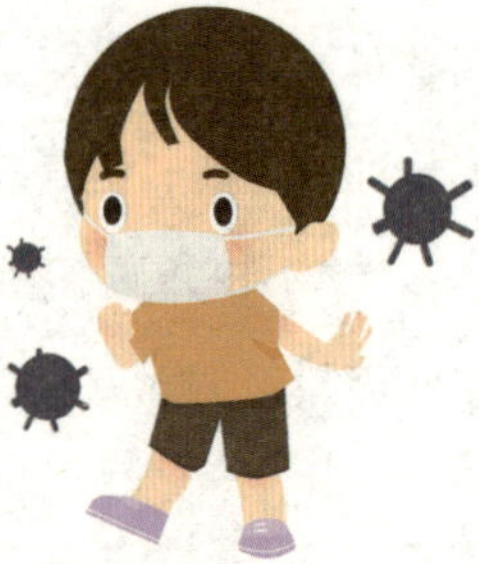

42 如何保存和清洁口罩？

（1）须再次使用的口罩，可悬挂在洁净、干燥通风处，或将其放置在清洁、透气的纸袋中。口罩须单独存放，避免彼此接触，并标识口罩使用人员。

（2）医用标准防护口罩不能清洗，也不能使用消毒剂、加热等方式进行消毒。

（3）棉纱口罩可清洗消毒，其他非医用口罩按说明书处理。

43 如何处理使用过的口罩？

（1）健康人群使用后的口罩，按照生活垃圾分类的要求处理即可。

（2）疑似病例或确诊病例佩戴的口罩，不可随意丢弃，应视作医疗废弃物，严格按照医疗废弃物有关流程处理。

44 N95口罩适合大家佩戴吗？

N95 口罩（或相同标准的口罩）是一种能高效过滤空气中的颗粒的紧密贴合面罩，正确佩戴能有效预防新型冠状病毒的传播，一般是专业医生在特定场所使用的。日常出行中使用 N95 口罩，会因为过于厚实或密闭让人感觉憋闷，长时间佩戴会产生缺氧的症状。建议一般出行前往人员较为密集的地方选择医用外科口罩，当可能接触疑似或确诊病例时才佩戴 N95 口罩。

45 日常用品和随身物品、外衣等需要消毒吗？

新型冠状病毒可以通过接触传播，在手接触了污染物品之后触摸鼻子、嘴巴等，病毒可能通过黏膜进入体内，对日常用品和钥匙等随身物品及外衣进行消毒，可以减少感染的可能性。

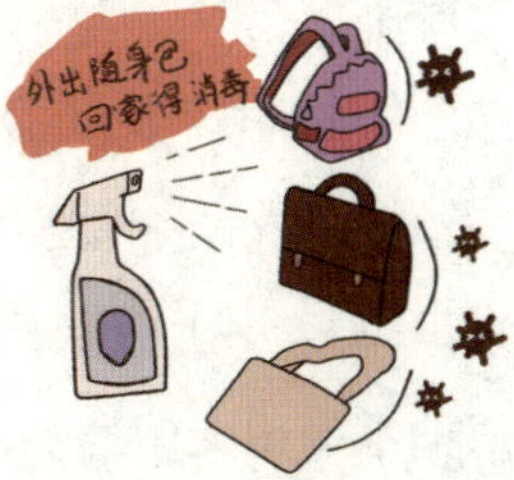

46 手机（电话机）需要消毒吗？

手机等物品是造成细菌和病毒接触传播的重要途径，手在接触污染的手机表面后，再接触口腔、鼻腔、眼睛等黏膜部位，有可能造成感染。用 75% 酒精清洁和消毒经常触碰的物品及其表面，可以起到一定的预防作用。

47 如何使用 75% 酒精消毒液?

（1）用于手消毒，取 2mL75% 酒精消毒液，均匀涂于双手的每个部位，然后揉搓消毒至干。

（2）用于皮肤消毒，用无菌棉签浸润 75% 酒精消毒液，然后将棉签在需要消毒的皮肤上擦拭消毒。

（3）用于物体表面消毒，小型物体表面如开关、门把手等用无菌棉签或无纺布浸润 75% 酒精消毒液进行擦拭消毒，如果物体表面比较大，可进行喷雾消毒，将 75% 酒精消毒液置喷雾器内，对需要消毒的表面进行喷洒消毒或喷雾消毒。

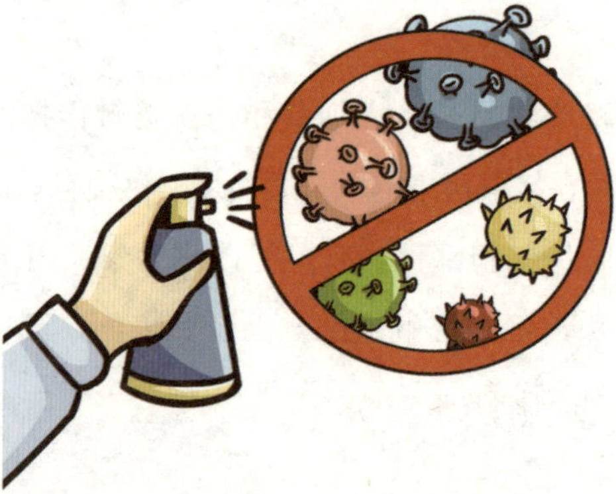

48 使用酒精消毒时应注意什么？

使用酒精消毒前要注意清除周围易燃及可燃物，使用时不得接触明火或靠近明火，切忌将酒精存放到厨房等与火源接近的地方。

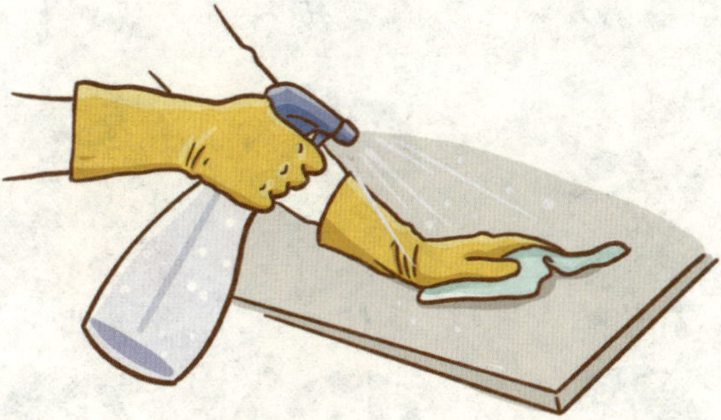

49 疫情期间有哪些防护要点?

防护“三字经”：须警惕、莫轻视；少外出、不聚集；人在外、别乱摸；多爬楼、少电梯；勤洗手、勤通风；拒野味、管住嘴；戴口罩、讲卫生；打喷嚏、捂口鼻；喷嚏后、慎揉眼；有症状、早就医；不恐慌、不传谣。

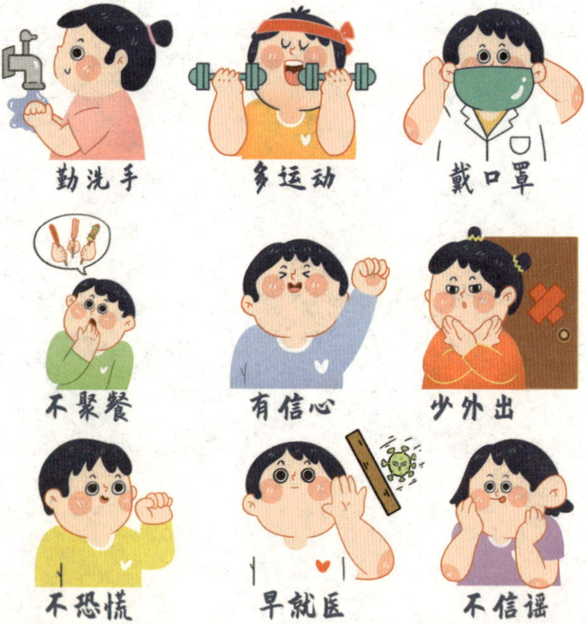

50 什么情况下要洗手？

新型冠状病毒可以通过接触传播，勤洗手是有效防止病毒传播的方法之一。以下情况须洗手：

（1）饭前便后，吃药之前；

（2）接触钱币之后；

（3）戴口罩前及摘口罩后；

（4）接触别人后，尤其是去医院或接触病人后；

（5）接触过泪液、鼻涕、痰液和唾液后；

（6）打喷嚏或咳嗽用手遮挡后；

（7）接触垃圾后；

（8）接触动物后；

（9）户外运动、购物等后；

（10）在室外玩耍沾染了脏东西后；

（11）外出回家后。

51 怎样洗手才有效?

在疫情期间，接触了公共物品以后要按“7步法”来洗手。洗手时，要注意用流动水和使用洗手液或肥皂洗，揉搓的时间不少于20秒，应确保手心、手指、手背、指缝、指甲缝、手腕等处均被清洗干净。

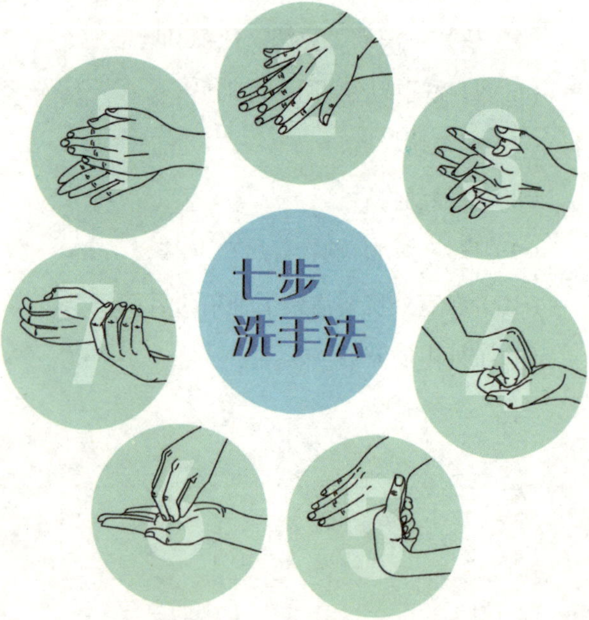

52 不方便洗手时怎么办?

可以使用含酒精的消毒产品清洁双手。新型冠状病毒不耐酸碱，并且对有机溶剂和消毒剂敏感。75%酒精可灭活病毒，所以达到一定浓度的含酒精消毒产品可以作为肥皂或洗手液流水洗手的替代方案。

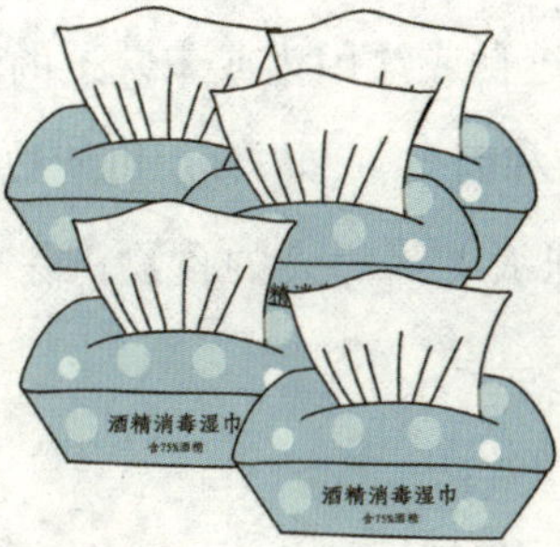

53 打喷嚏或咳嗽时要怎么做?

打喷嚏或咳嗽时应注意用纸巾或手臂（不宜直接用双手）遮盖口鼻，把打喷嚏或咳嗽时用过的纸巾放入有盖的垃圾桶内，打喷嚏或咳嗽后最好用洗手液或肥皂彻底清洗双手。

54 预防新型冠状病毒在日常饮食方面要注意什么？

疫情期间，建议：

（1）适当食用鱼、肉、蛋、奶、豆类和坚果等食物，多吃新鲜水果和蔬菜，补充维生素与纤维素，多喝水。

（2）不进食或饮用生或未熟透的动物产品（包括奶类、蛋类和肉类），不食用可能被动物分泌物、排泄物（如尿液）等污染的食物，除非已经煮熟、洗净或去皮。

55 疫情期间应如何看待聚餐？

聚餐是导致一些聚集性疫情的危险因素，因为聚餐免不了和别人接触，又无法知道接触到的人有没有和感染者密切接触过，所以提倡减少不必要的聚餐，避免和近期出行情况不明或有发热、咳嗽等症状的人聚餐，一家人吃饭建议实行分餐制或者使用公筷。

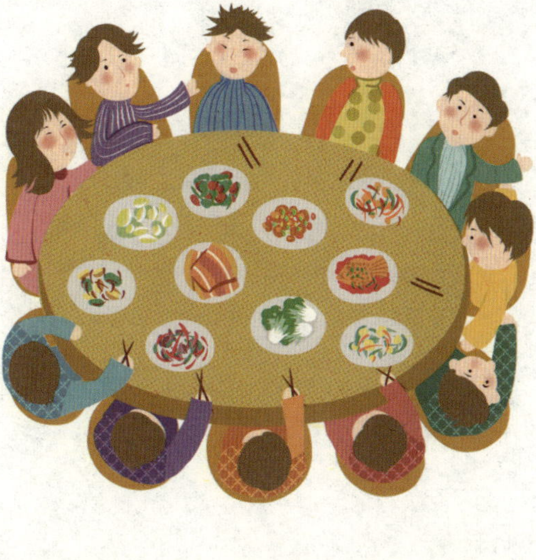

56 如何进行分餐制用餐?

（1）家庭用餐：使用公勺、公筷等，避免与家人相互传染。

（2）学校用餐：适当吃快点并少说话，尽量不要与别人面对面坐着吃。

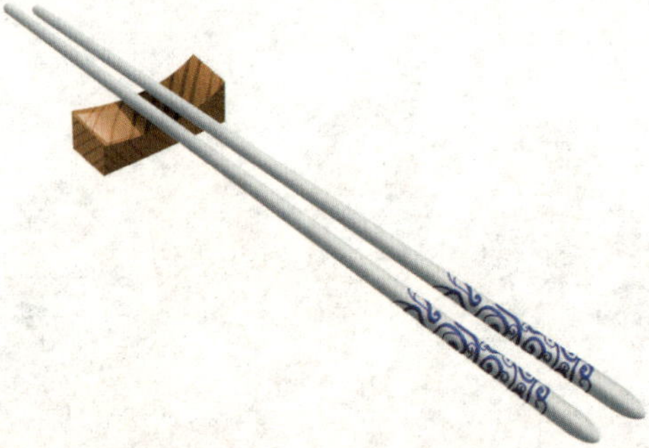

57 使用餐具、刀具时要注意什么？

使用餐具、刀具时，最好能够做到生熟食分开，例如吃火锅时夹生食的筷子，不要夹取熟食。盛装器皿、刀具、砧板也要有明确区分，以免生熟食交叉污染。

58 应该如何提高自身免疫力预防新型冠状病毒等呼吸道疾病？

可以通过以下几方面提高自身免疫力：

（1）保持乐观积极的情绪；

（2）积极参加体育锻炼；

（3）保证充足睡眠；

（4）均衡饮食。

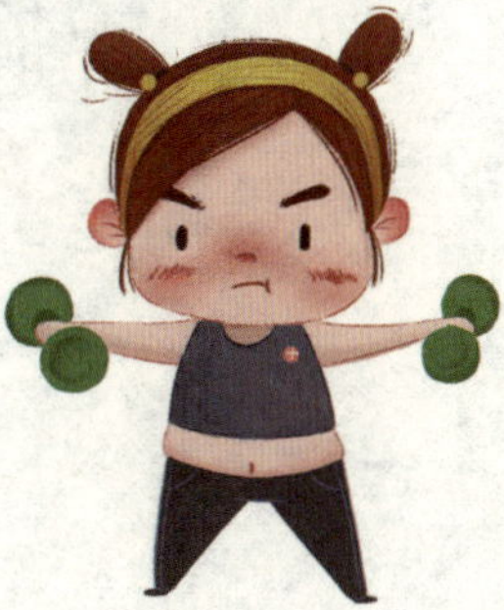

59 为什么要禁食野生动物?

为了保护野生动物资源，避免野生动物因此被猎杀、捕捉而导致种群数量下降引发灭绝危机；为了避免因食用野生动物而感染未知疾病，野生动物体内可能携带对其本体无影响而对人体有害的病原体；为了维护生态平衡，如把蛇和蛙都吃光了，有害昆虫和老鼠等大量繁殖，会造成生态失衡引发灾难。

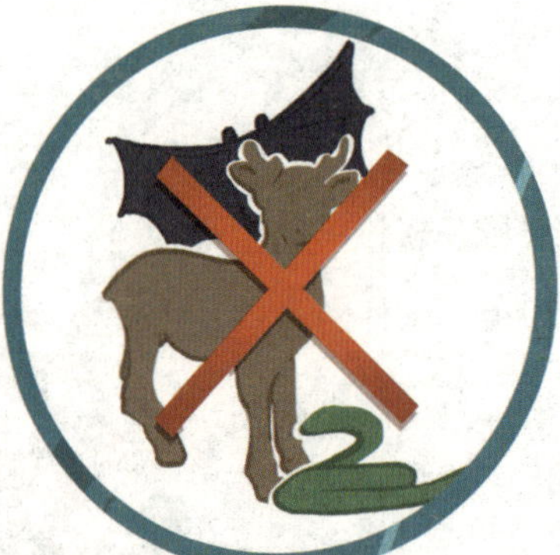

60 疫情期间要怎么进行锻炼，要遵循哪些原则？

室外跑步、室内锻炼都可以，但要注意避开人群或与他人保持相当的距离。如果是在健身房锻炼，最好戴上口罩。锻炼时要注意：全面锻炼，尽可能使身体各部位、各系统都得到锻炼，尽可能拓宽练习项目和形式；循序渐进，运动强度应从小到大，在身体逐步适应的基础上不断提高要求，学习动作、掌握技术要从易到难；持之以恒，形成习惯，常练不懈。

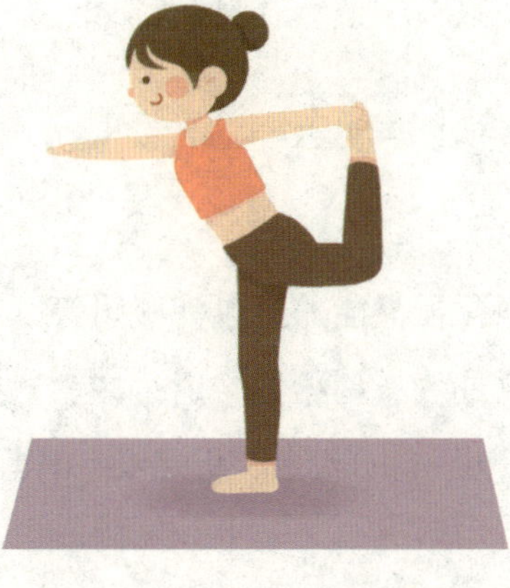

61 浓度越高的酒精消毒效果越好吗?

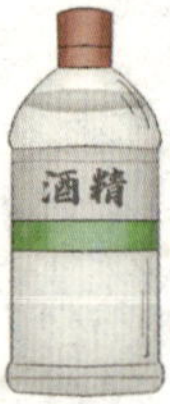

错，95% 的酒精效果不如 75% 的酒精好。

62 高温能杀灭新型冠状病毒吗?

新型冠状病毒对热敏感，食物在 56℃下，煮 30 分钟就能有效杀灭活病毒，可安全食用。

63 空气净化器能当消毒器用吗?

空气净化器只能通过过滤吸附等方式去除空气中的颗粒物或气态污染物，通过减少这些污染物的浓度也能除去一部分细菌，但是没有消毒作用。

64 怎样收快递、收外卖才安全?

病毒通过快递、外卖传播的可能性极低，和快递员、外卖员接触时须戴好口罩，去掉包装后，要及时洗手。

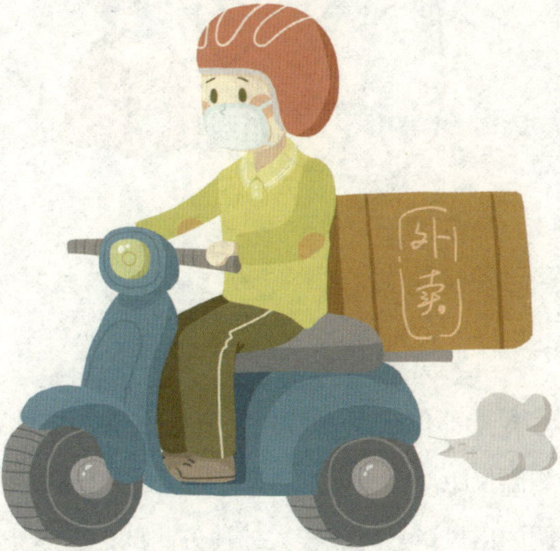

65 什么时间开展体温检测最合适?

建议学校在早晨、下午入学时开展体温检测。检测体温前，应尽量避免进食、喝热水或冷水、运动、冷敷或热敷等干扰因素。

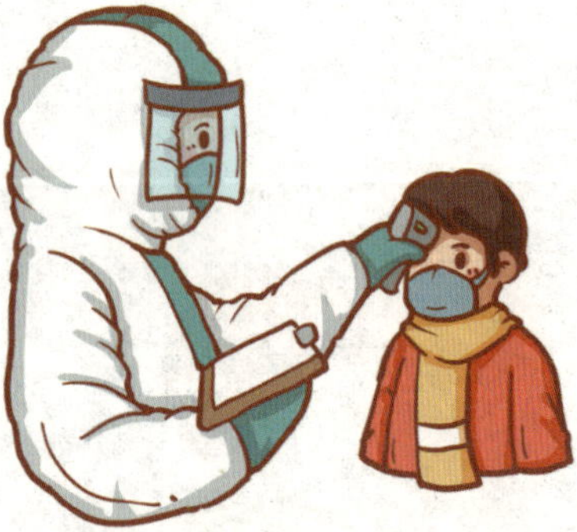

66 哪些情况可能导致体温测量偏差?

测量部位被毛发遮挡、有汗水或污垢覆盖；手持测温仪距离额头太远，或者直接接触皮肤；在风扇、空调的出风口等气流较大的地方测试；在室外使用；在阳光强烈的地方使用。

67 在开展体温检测的同时还要做些什么？

询问观察对方是否有咳嗽、气促、畏寒、乏力、腹泻、结膜充血等症状。

68 出现发烧、乏力、肌肉酸痛、咳嗽、咳痰、气促等症状时应该怎么办？

出现上述症状时，并非意味着自己已经感染了新型冠状病毒，因此不必过于恐慌，但也应重视，主动戴上医用口罩到就近医院门诊就医，并主动将自己出现上述症状前两周的出行情况和接触情况告诉医生，以便医生快速做出诊断。

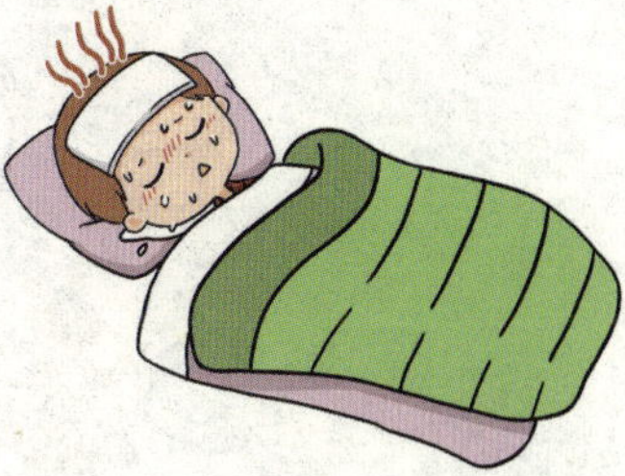

69 有哪些预防新型冠状病毒感染的小知识?

（1）吃饭用公筷，洗脸毛巾分开。

（2）刷牙杯子单用，马桶盖上再冲。

（3）消毒注意防火，时常开窗通风。

（4）拿快递后要洗手，接触宠物要洗手，交接物品要洗手，摘眼镜后要洗手，饭前便后要洗手。

（5）生熟刀具要分开，肉类食物须煮透。

（6）坐车不摸身外物，眼耳口鼻都要护；手机钥匙勤擦拭，与人交流隔三步。

（7）体温监测早晚测，出现症状早就医。

（8）废弃口罩先消毒，消杀装袋再扔出。

（9）日常织品常换洗，接触多处勤消毒。

（10）消防通道不能堵，120 车辆好入户。

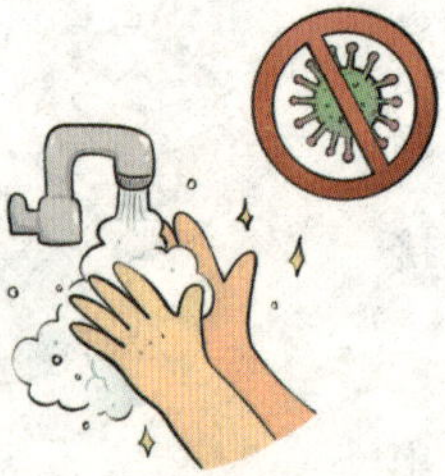

场所保卫战

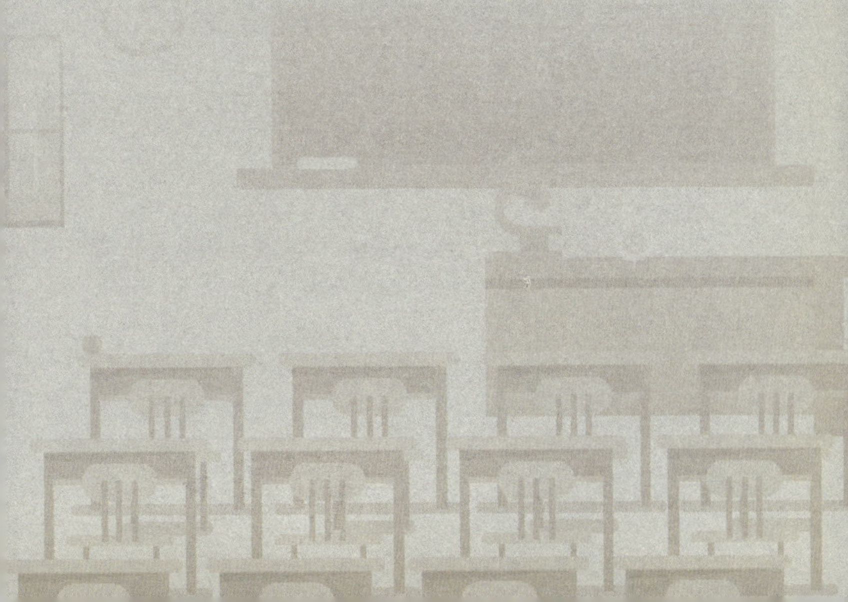

70 疫情期间还能去公共场所吗？

尽量避免去人员密集的公共场所，特别是密闭的场所，如电影院、KTV、网吧、公共浴室、地铁、公交车、会议室等。公共场所人员多、流动量大、人员组成复杂，加上这些地方相对密闭，没有新鲜空气的补充，一旦有病毒携带者，很容易造成人与人之间的传播。

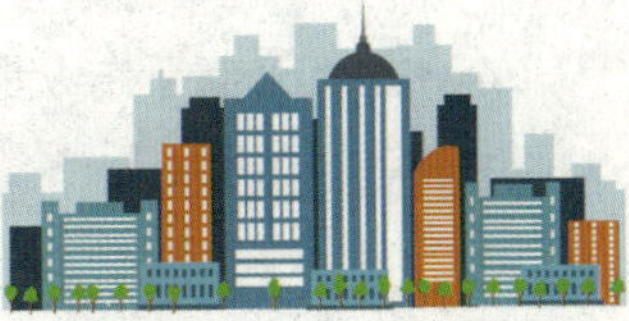

71 小区内出现病例怎么办？

一旦小区出现病例，大家也不要过度恐慌，积极配合社区和疾控部门做好社区排查相关工作，尽可能避免外出，注意观察自己和家人的身体状况，如果出现发热、咳嗽、胸闷、气促等症状，尽早去医院进行诊断，切不可瞒报或者不在意。同时，要对各种消息来源进行甄别，不信谣、不传谣。

72 乘坐公交车、地铁等公共交通工具时，有哪些注意事项?

（1）全程正确佩戴口罩，可戴医用外科口罩。

（2）保持手部卫生，用手接触座位、扶手、车门、扶杆等公共用品后，不要直接接触口、眼、鼻，避免接触传播，回家后要立即洗手。

（3）乘车时推荐戴手套。

（4）主动配合工作人员做好体温检测，尽量减少在车站的逗留时间。

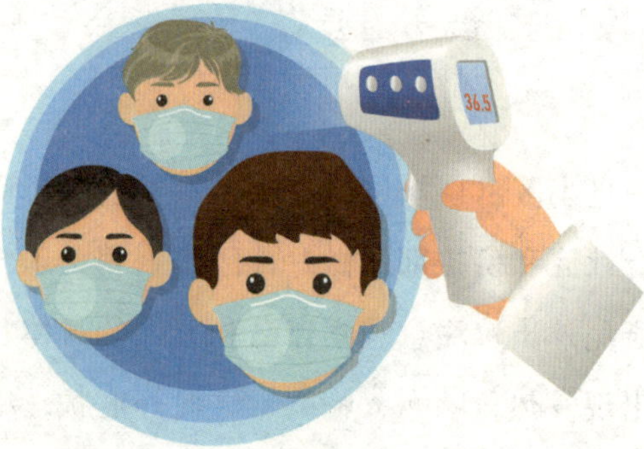

73 在疫情期间外出应该注意些什么？

疫情期间，应该尽量避免去人群密集的公共场所，以减少与患病人群接触的机会。如必须前往公共场所，应做到：（1）佩戴口罩、手套；（2）注意手部卫生；（3）注意保持距离；（4）积极配合工作人员。

74 疫情期间尤其要避免去的与动物相关的场所有哪些？

疫情期间，应尽量避免接触禽畜或野生动物，不要去动物园、动物农场、家禽贩卖市场或野生动物栖息地等场所。

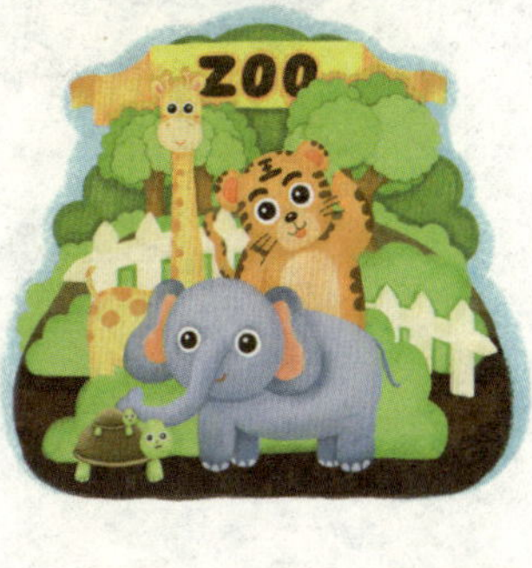

75 要去医院时应如何做好防护？

原则上，只是常规体检或复查疾病，能推后尽量推后，避免去医院。一定要去医院时，没有流行病学接触史的，选择就近的医院就诊；有流行病学接触史的，就近至官方公布的发热门诊就诊，配合医生治疗；到医院后，必须戴上一次性使用医用外科口罩或 N95 口罩，并尽可能避免与有发热、咳嗽或打喷嚏等症状的病人接触；从医院出来后，使用流动清水、肥皂或洗手液洗手。

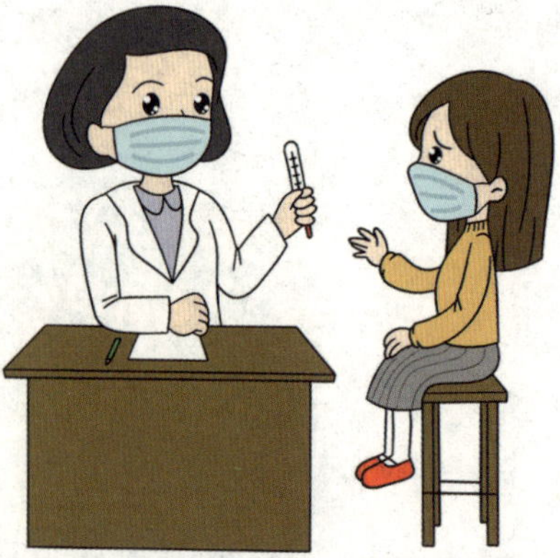

76 去车站、机场等场所时需要注意什么？

（1）全程正确佩戴口罩，尽量减少在车站、机场等人员密集场所的逗留时间。

（2）注意手部卫生，特别是在接触电梯按钮、自动扶手梯扶手及门把手等公共设施后，注意不要触摸眼、鼻、口，及时洗手。

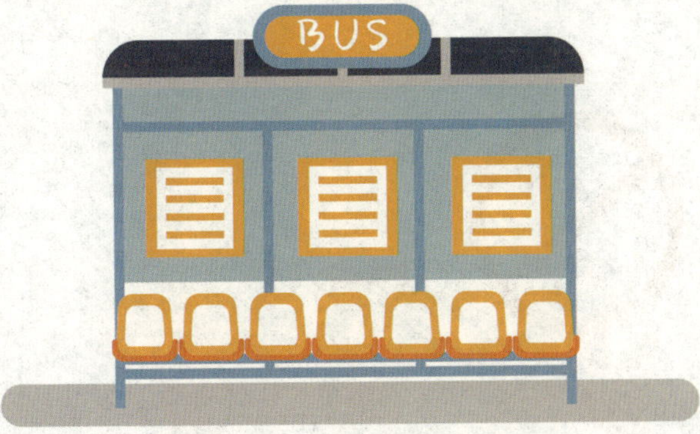

77 乘坐电梯时应如何做好预防工作？

应尽量避免乘坐箱式电梯，建议走楼梯和扶梯。进入电梯应佩戴口罩，尽量减少接触电梯表面，减少用手揉眼、抠鼻等行为。必要时使用免洗型消毒剂进行手部消毒。当电梯表面受到污染时，例如受到唾液或痰液等污染时，应对电梯表面，特别是按键部位进行消毒；可选用 84 消毒液或其他可用于表面消毒的消毒剂，进行擦拭消毒，作用时间 30 分钟；消毒后用清水擦拭，去除残留消毒剂。

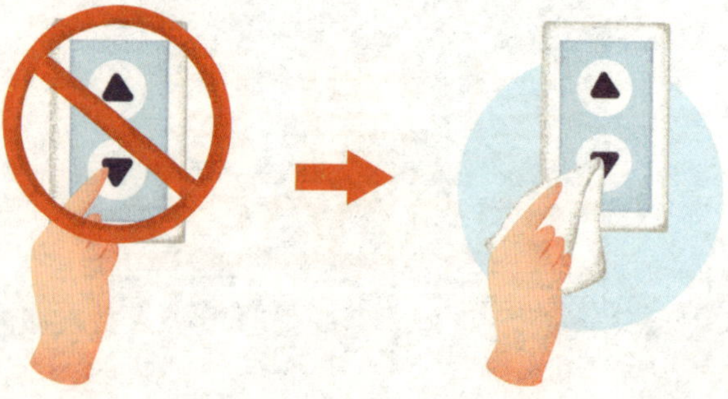

78 长途旅行如何防护？

疫情期间尽量不要进行长途旅行。如必须长途旅行，则需要养成良好的呼吸道卫生礼仪和手部卫生习惯。佩戴口罩并定时更换，一般每隔 2~4 小时更换一次。勤洗手，有条件时要用肥皂、清水或含酒精洗手液充分清洗双手。避免手在接触公共物品或设施滞后直接接触口鼻或眼睛。建议出行时佩戴手套。

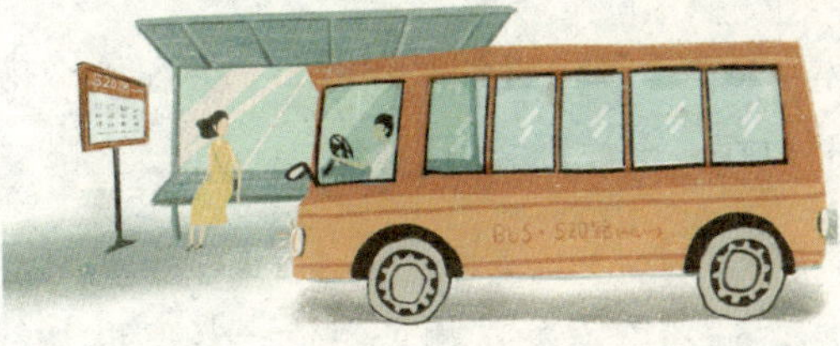

79 面对病毒应如何做好家居清洁?

（1）勤通风：尽可能打开客厅、卧室、卫生间等室内门窗通风换气，每日通风2~3次，每次不少于30分钟。注意避免因室内外温差大而引起感冒。

（2）勤清洁：人体接触较多的家具、柜台、桌椅、门把手、水龙头等物体表面可使用消毒湿巾擦拭消毒；地面可用消毒液兑水拖拭。

（3）勤换洗：经常换洗日常织品，如毛巾、衣物、被罩等，用洗衣机以60℃~90℃的水温加入洗衣液清洗。

（4）勤清理：用过的纸巾、口罩等放置到专用垃圾桶，每天清理，清理前用含氯消毒液喷洒或浇洒垃圾至完全湿润，然后扎紧塑料袋口。

（5）分类装：沾有家人口腔、鼻腔分泌物的纸巾统一放在一个垃圾袋内打包。

注：84消毒液和洁厕灵不能一起使用，会产生有毒气体，导致恶心、呕吐、胸口疼痛、腹泻。

80 外出回来需要注意什么？

回到家后，先脱衣换鞋，把外套挂在通风处，把鞋子放在门口，然后采用正确的方法摘除口罩、处理口罩，把手洗干净。

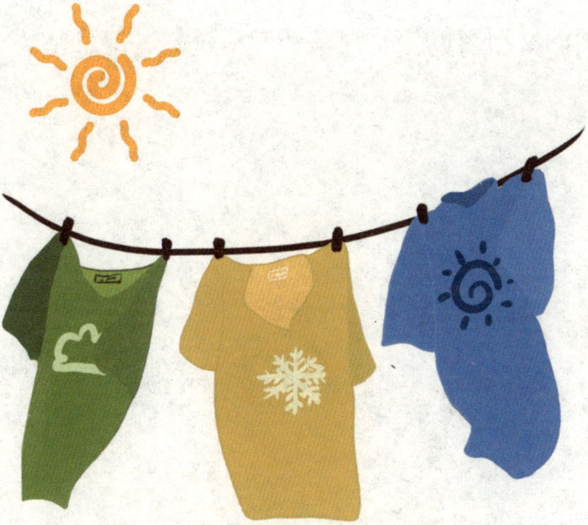

81 疫情期间，学生如何在家自主学习？

首先问问自己：我的兴趣爱好和将来的理想是什么？要实现这些理想我需要具备哪些学习能力和素养？从现在开始我可以做哪些准备？然后利用这段时间大量阅读相关书籍，或者跟家人一起观看相关电影或纪录片，了解的知识越多，越能激发进一步自主学习的兴趣和欲望。此外，给自己制定一份规律的学习时间表，对弱势学科进行查漏补缺。

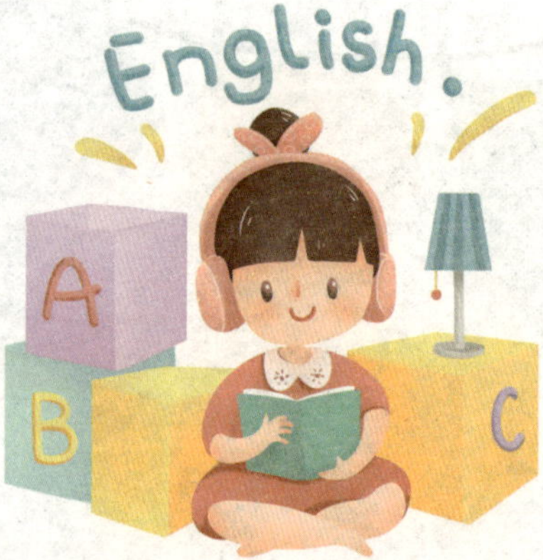

82 从疫情高发地区回来应该怎么做？

有疫情高发地区（如湖北，尤其是武汉等地区）居住史的，自离开疫情高发地区后，根据各地疫情防控工作有关要求，居家或在指定场所医学观察14天后，如无可疑症状，可解除隔离。如有可疑症状（发热、咳嗽、咽痛、胸闷、乏力、恶心呕吐、腹泻、结膜炎、肌肉酸痛等），应报告社区、学校或相关部门，及时就医。

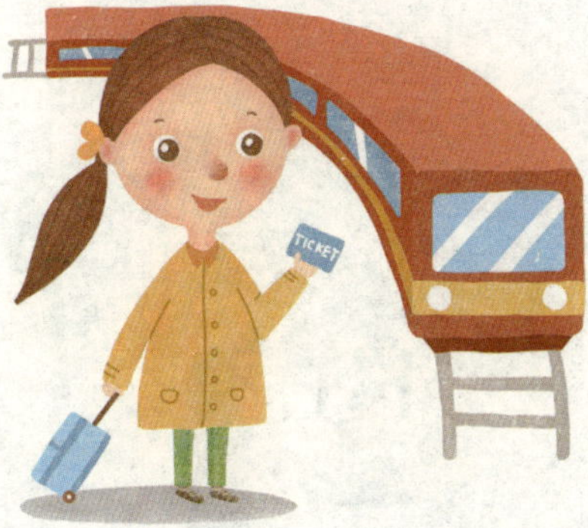

83 上下学应该怎么做?

建议出门前自测体温，腋下温度超过 37.3℃时不要去公司和学校。上下学尽量不乘坐公共交通工具，建议步行、骑行或乘坐私家车；如必须乘坐公交、地铁等公共交通工具时，务必全程正确佩戴口罩（医用外科口罩、N95 口罩），途中尽量避免用手触摸公共交通工具上的物品。进入学校时自觉接受体温检测，体温正常才进去；若腋下温度超过 37.3℃，回家观察休息，必要时到医院就诊。进入学校后，及时洗手、消毒。

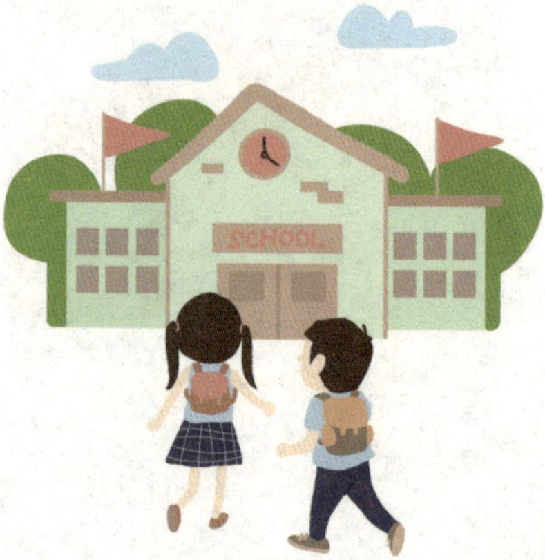

84 开学后，除了戴口罩，还应采取哪些防控措施？

到达学校后应尽量减少不必要的外出，避免接触其他人员；在与老师、同学发生近距离接触的环境中，要正确佩戴口罩，尽量缩小活动范围。学校要密切监测师生的健康状况，每天测量体温两次，做好缺勤、早退、请假记录；避免聚集开会或组织大型集体活动，加强通风清洁，配备洗手液等。

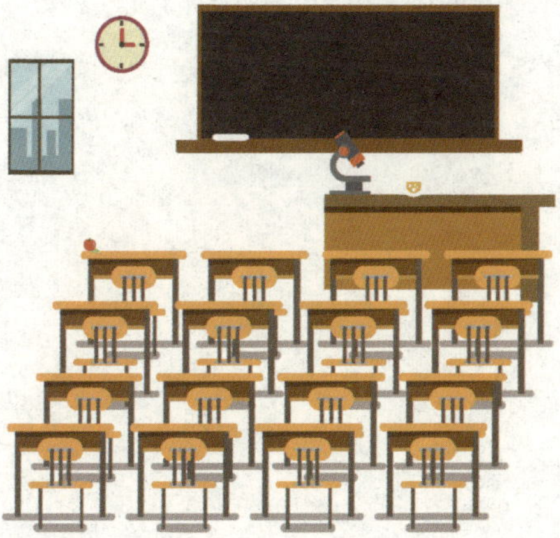

85 返校时有哪些预防新型冠状病毒的要点?

返校“三字经”

晨起：醒来早，精神好。吃饱饱，“战”意高。

通勤：人在外，别乱摸。密集区，须远离。

打卡：多爬楼，少乘梯。键鼠物，要消毒。

就餐：餐轮流，错峰期。独坐食，寡言语。

小憩：睡一睡，增免疫。冬日寒，别着凉。

迎风：打开窗，迎阳光。通风足，病菌无。

社交：见面谈，笑作揖。拱手礼，真友谊。

不适：感异样，即上报。辨症状，莫惊慌。

如厕：讲卫生，勤洗手。闭桶盖，再冲水。

休息：早入眠，强信心。新一天，新希望。

86 居家隔离时应怎样作息？

长时间待在家里，应保持早睡早起，不熬夜，规律作息，保持良好的生活习惯，增强身体抵抗力。

87 住宿生应如何做好寝室卫生防护？

要注意寝室的通风换气，早上起床后立即打开门窗通风，晚上睡觉时窗户也要留个通风口；做好每天的室内卫生，如床上平整无杂物、鞋子及时换洗、地面无垃圾等；定期清洗和晾晒床上用品，从外面回到寝室，不要随便在床上坐卧，以免身上和衣物上的灰尘污染床上用品。

88 去影剧院时应怎样进行防护?

疫情期间，应尽量不去人群密集或空气流通不畅的影剧院等场所。如必须去，应全程佩戴口罩。如咳嗽或打喷嚏，应用纸巾将口鼻完全遮住，并将用过的纸巾扔进封闭式的垃圾桶。同时，留意周围人员的身体状况，避免与有疑似症状的人员接触。

心理支持战

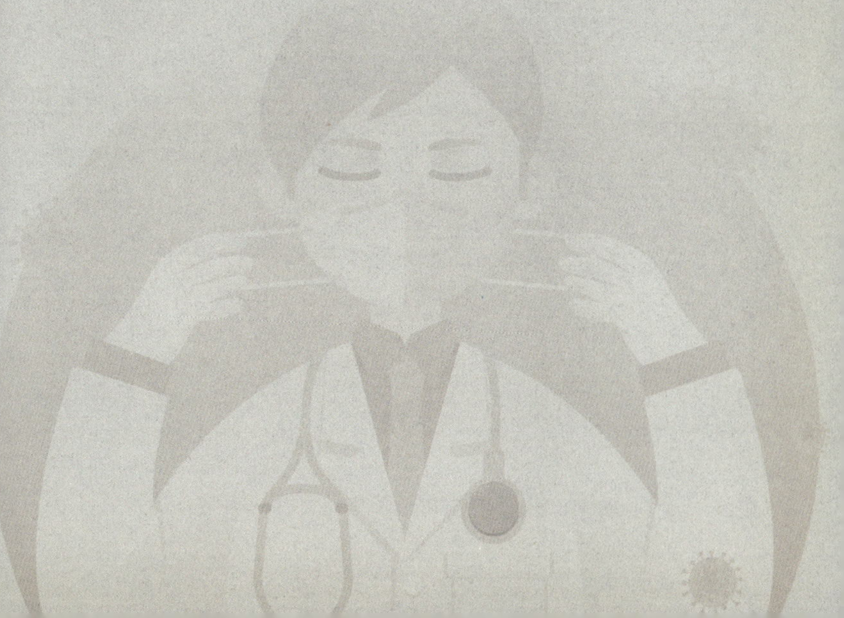

89 心理健康也可以影响人体免疫力吗?

心理健康对人的生理健康有非常重要的影响，长期处于抑郁状态，会影响内分泌激素，导致免疫力下降，从而给病毒可趁之机。我们要努力保持乐观、向上、阳光的心态。

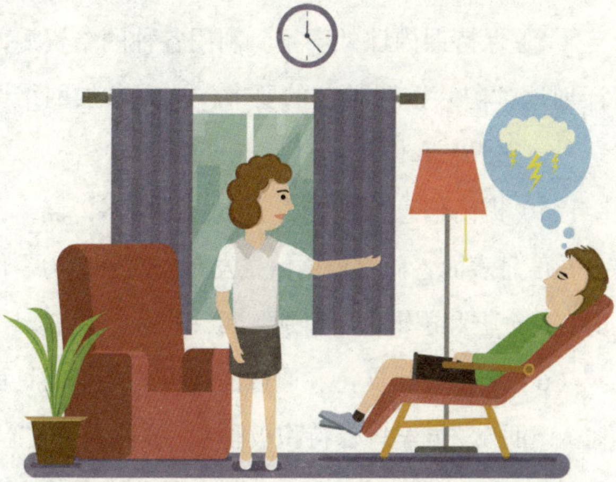

90 青少年应该怎样提高自身心理免疫力?

（1）保持情绪稳定。避免长时间阅读，或讨论负面信息，负面信息会让我们处于消极情绪中，请注意自我调节，转换想法，调整行为。

（2）保持健康的作息。保持健康睡眠节律，早睡早起，半夜不要看手机，保持健康饮食，在家也要注意个人卫生。

（3）坚持每天锻炼。探索适合自己的锻炼方式，如广播体操、垫上运动、太极拳、瑜伽等。

（4）保持课内课外学习。利用各种网络资源，有计划地学习，按照学校的要求，认真参加网络课程学习，完成家庭作业。

（5）提高信息判断能力。不信谣、不传谣，不要只看信息表面，而要根据信息发布方的公信力、信息的支持证据和逻辑做出鉴别判断，避免受谣言误导。

（6）维护人际支持。通过远程方式与不能见面的家人、朋友、同学等保持积极联系，彼此表达关心，情绪波动时可与亲友倾述，可以为压力较大的亲友提供力所能及的情感支持。

91 戴着口罩觉得难受，不戴口罩又害怕被感染怎么办？

口罩不是万能的，但在关键的时候没有口罩是万万不能的，我们应该弄清楚哪些场合必须戴口罩，哪些场合可以不戴口罩，做到心中有数，该戴的时候，难受也要忍住。

92 家里人不愿意戴口罩怎么办？

特殊时期，戴口罩、勤洗手作为基本的防疫方式，不管对自己和身边人都非常重要。如果家里有人不愿意戴口罩，我们可以用温和的口吻，分享相关新闻报道和医学专家建议的文章内容，唤起家人的理性，并进一步通过情感触动来进行说服，可以援引一些疫情相关的例子，增加可信度，晓之以理，动之以情。

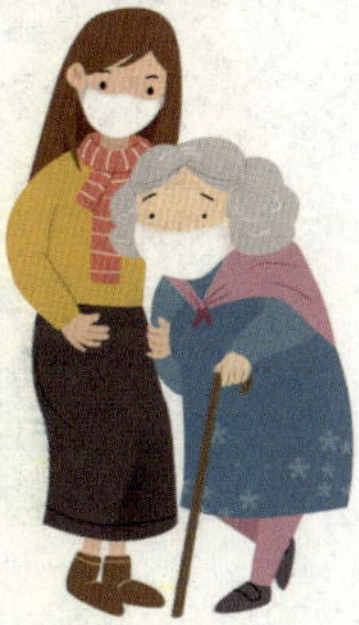

93 总是感觉胸闷和呼吸不畅，怀疑自己得病了怎么办？

这种症状通常受到心理和生理因素的双重影响，可能是接收了大量关于疫情的信息而导致的焦虑情绪，不必过于紧张，尝试在清洁的空气环境中做深呼吸以稳定情绪。

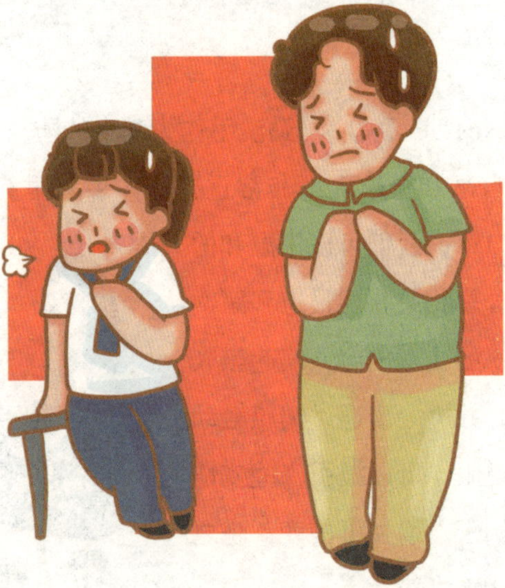

94 持续地恐慌和紧张怎么办?

可以拨打心理热线（微信搜索进入“国务院客户端”小程序，选择“心理热线”条目，可获取当地心理热线电话）向专业的老师寻求帮助，也可以尝试和家人或朋友倾诉，或者做一些有趣的事情，如听音乐、阅读等。

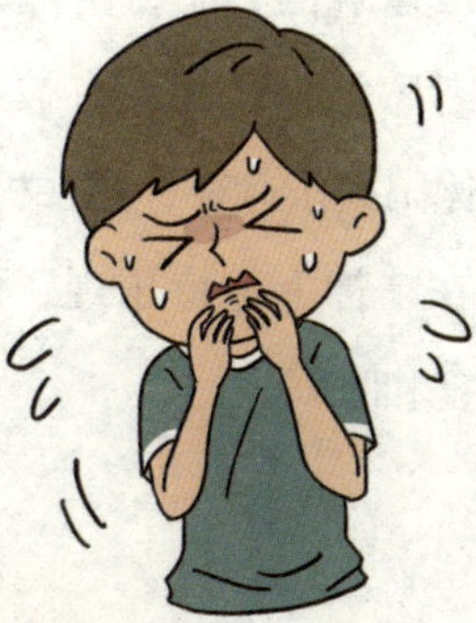

95 如果因被隔离而遭到排斥怎么办?

每个人面对疫情都会感到害怕，就如同你得知周遭的人被感染时所产生的害怕情绪一样，尝试着理解对方，其实这也是对方防卫及保护自己的一种方式，你不必感到愤怒，要坚定信心，只要疫情过去，一切都会好起来。

96 隔离者及其家属应如何调整心理?

家属应联合医护人员，结合电视、网络信息，让隔离者充分了解病情发展，稳定情绪；家属应保持积极乐观的心态，与隔离者保持经常性沟通，让隔离者感觉自己并没有被孤立；应给隔离者准备充分的休闲娱乐途径，如手机、电视、网络、书籍等，使其在精神上保持乐观，但要注意休息，保持优质的饮食和睡眠。

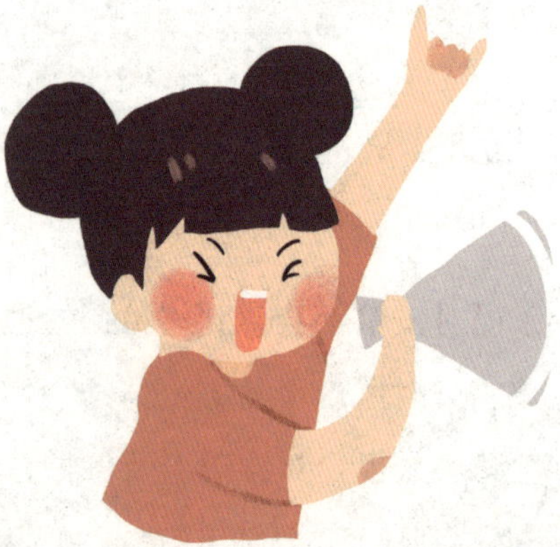

97 如何缓解因疫情而产生的失眠？

因疫情而紧张失眠，可以做睡前放松训练，晚饭不要吃得太饱，感到疲倦才上床，不要在床上玩手机。

98 平时有干咳的症状，疫情期间特别紧张怎么办？

导致干咳的原因有很多，如果只是干咳，而没有接触肺炎病人及相关人员，也没有发热，不必焦虑。人在紧张的时候容易受到暗示，也有可能是因为过度紧张而引起的下意识咳嗽，可以做一些如听音乐等对缓解紧张有帮助的事情。

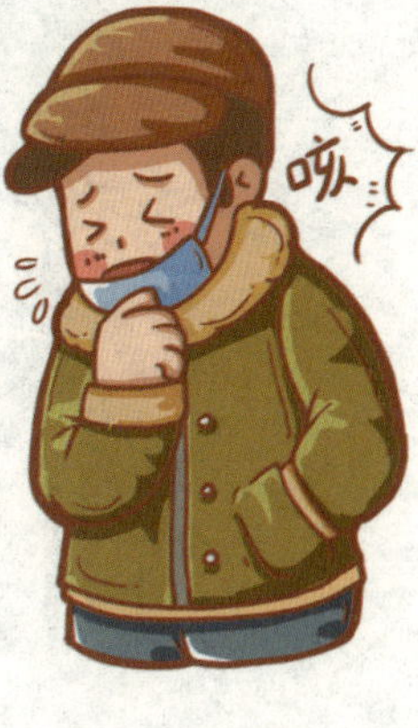

99 疫情期间家里老人非常唠叨怎么办?

不同年龄段的人面对疫情会有不同的表现，家里老人唠叨可能是因为其比较焦躁，唠叨其实也是一种宣泄情绪的方式，作为家人，我们要耐心地对待老人的唠叨，多和其进行沟通交流以舒缓对方的情绪。

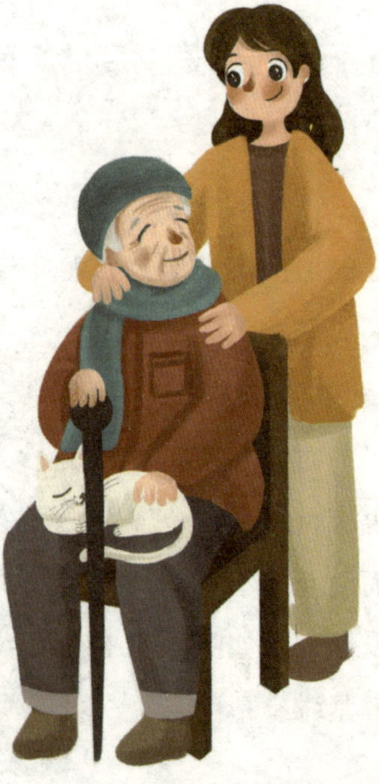

100 疫情终会过去，我可以为未来思考什么？

第一是给自己定一个目标，可以想一想你以后想上什么样的学校，从事什么样的职业，这是你进行生涯规划的重要一步。第二，分析人生榜样的生命故事。可以观看人物纪录片或者阅读人物传记，去探索我们人生榜样的生命故事，如当前大家都关注的钟南山院士，你可以分析钟南山的个人发展历程，他学的是什么专业，后来从事什么工作，他的业余爱好是什么……第三，进行强势、弱点、机遇和威胁（挑战）的分析。全面审视自己，你的优势是什么，有哪些不足，要发展自己的能力，发挥自己的特长。

出　　品 | 阅客文化
联合出品 | 惠州市医学会
策划编辑 | 邹雄彬
出版统筹 | 阅客图书编创中心
责任编辑 | 王益军
文字编辑 | 邓丽琼
装帧设计 | 阅客·书筑设计

ISBN 978-7-5152-2125-0

定价：18.50元